"Angels in the Valley "

Von Patti SassyAngel Chiappa

Dieses Buch ist für alle Engel, die ein Herz voller Glauben , obwohl es gehen durch ihre eigenen Tal gewidmet haben . Für all die wunderbaren Pflegepersonen , die zu fördern, zu lieben und zu geben. Für meine lieben Freunde und Angehörigen , die ihren Kampf um Krebs verloren haben . Meine Großtante Viola , Onkel Walter, Onkel Willie , Onkel Al, Onkel Joe , Diana , Kyle, Sherry , Großvater Fred und meine geliebten Vater Bernie , Tante Dot , Uroma , Tante Roberta , mein Engel, du bist im Himmel. Für Tante Dot und Jane, die immer noch dort kämpfen mutigen Kampf . Ihr Mut, Kraft und Licht wird immer ein Teil von mir sein . Danke, dass Sie eine wahre Inspiration . Für meine Lieben, die mich über die Idee für dieses Buch empfohlen. Vielen Dank für Ihre Unterstützung , Geduld und hören Ohren. Dieses Buch ist für alle. Mögen diese Schriften , Gedichte und Gebete , bringen Sie Ruhe und Komfort . Ein Teil der Gewinne von diesem Buch wird dem Dana Farber Fund gespendet.

Chapter One

" Aber deine Toten werden leben . Ihre Körper werden steigen. Sie , die im Staub leben erwachen und jubeln . Ihr Tau ist wie der Tau des Morgens. Die Erde wird Geburt ihres toten geben . " Jesaja 26:19

Das erste Mal, als ich das Wort Krebs hörte, war ich vier Jahre alt. Ich wusste nicht, was das Wort bedeutete , aber ich wusste, dass es eine Menge von Schmerzen, die mit ihr verbunden sind. Es war mein vierter Geburtstag. Meine Familie hatte um meinen Geburtstagskuchen versammelt. Ich erinnere mich, wie ich blies die Kerzen meine Großtante mit ihrem sanften blauen Augen und weichen Lächeln begann zu weinen. "Ich habe Brustkrebs. ", Sagte sie .

Ich erinnere mich deutlich, sah sich im Zimmer um Gesichter meiner Familienangehörigen , die gerade voller Freude nun auf der Suche verloren , wütend und voller Unglauben waren .

Ich erinnere mich, zu meiner großen Wende Tante. Eine Frau , die so geistig, so schön, so sanft, dass ich eigentlich dachte, dass sie ein Engel und sagte: " Was ist Krebs war ? " Meine Großtante die Frau, die mich über das Gebet , Glauben und Vergebung gelehrt , sagte , nahm mich bei meiner kleinen Hand und Tränen in den Augen , " Krebs ist ein Weg, Gott bringt uns näher zu ihm. Es ist ein Weg , den Gott lehrt uns, uns auf unseren Glauben verlassen. Es ist ein Weg , den Gott uns zeigt, wie stark wir wirklich sind. Krebs ist eine Krankheit, die Liebling Menschen krank macht , sondern es macht sie auch jeden Moment schätzen , jeder Sonnenaufgang, jeder Sonnenuntergang , jeder Song, den sie hören , jedes Lächeln sie sehen, jeden umarmen sie geben und zu empfangen , jeden Kuss, jeden Tag . "

Ich schaute auf meine Tante und fragte: " Willst du sterben? " Meine Tante antwortete:" Ich kann diese Erde verlassen, aber wenn ich es tue , weiß ich nicht, dass du traurig sein , denn wenn ich verlassen Erde werde ich mein neues Leben , beginnend mit Jesus im Himmel. "

" Als Jesus in die Herrscher Haus und sah die Flötenspieler und die lärmende Menge , sagte er," Geh weg das Mädchen ist nicht tot, sondern schläft, aber sie lachten ihn aus . Nachdem die Menge hatte sich draußen gebracht worden ging er hinein und nahm das Mädchen bei der Hand und sie stand auf . "
Matthäus 9: 23-9 : 25

Nach meinem vierten Geburtstag meiner Großtante landete im Krankenhaus. Sie begann Empfang Chemo-Behandlung . Sie hatte Gewicht, ihr Haar, ihre Energie und ihren schönen Geist verloren, aber nicht . Deutlich erinnere ich mich , wie immer, wenn ich sie sah, sie würde mich zum Lachen. Ihr Körper hatte sich verändert , aber nicht ihr schönes Lächeln, ihre liebende Persönlichkeit , und ihr sanftes Herz . Ich sah, wie meine Familie hatten das Tier namens Krebs durch Glaube, Gebet und Gemeinschaft zu überwinden. Selbst in einem frühen Alter begann ich zu verstehen , dass Krebs kann nie rauben Erinnerungen , Geist einer Person , die Liebe zur Familie und Freunden, aber vor allem einer Person Glauben. Ich verstand , dass Jesus von einer Person, durch gute und schlechte , regen oder Sonnenschein , Angst oder Glauben zu stehen.

Die wichtigste Lektion, die ich von meiner Tante gelernt habe, war der gleiche Gott auf dem Berg wurde der gleiche Gott im Tal. Ich sah Gott durch die Augen meiner Tante. Ich sah sie an verzweifelte Zeit der Not , dass, wenn sie Annäherung an Gott , dass er gleich wieder zu erreichen . "Gott wird dich nie verlassen . " , Sagte sie zu mir das letzte Mal, dass ich sie je gesehen habe. "Egal , was passiert, Gott wird dich nie verlassen . '

In der Nacht vor meiner Tante starb hatte ich einen schönen Traum . Ich war von Ruhe und Komfort verschlungen , als ich sah, wie meine schöne Tante gesund und glücklich zu Fuß Arm und Arm mit Jesus . Meine Tante trug einen langen , fließenden, weißen Kleid. Ihr Haar war voll und dick und in kleinen Locken. Meine Tante lächelte mich an und sagte: " Durch seine Wunden bin ich geheilt ." Sie küsste mich dann auf den Kopf.

Ich sagte: " Bye Tante . " In der nächsten Nacht meine Oma und mein Patenonkel sah meine Großtante nehmen ihren letzten Atemzug .

Der Tag, den wir begraben meine Großtante es war ein schöner Frühlingstag. Neue Knospen blühten auf Bäumen, Parfüm aus Flieder und Rosen gespickt die Luft, und eine helle gelbe Sonne wärmte unsere Gesichter . Ich war sieben . Seit drei Jahren meine Familie hatte ironischerweise noch stärker von Krebs verbunden. Wir hatten gelernt, jeden Tag Zahl, wie man opfern zu machen, aber vor allem, wie wichtig es war, als eine Familie zu beten.

Es war 23. April 1981 und wir sagten unsere endgültige Abschied von einer Frau, die uns das Leben jeden Tag in vollen Zügen inspiriert. Es war Kampf meiner Tante mit Krebs , die mir die Bedeutung dieser Schrift gelehrt. Von Luke 12: 8 " . Ich sage Ihnen , der schon einmal zu mir bekennt vor den Menschen , der Sohn des Menschen wird auch ein ihm bestätigen, bevor die Engel Gottes ", 23. April 1981 , habe ich nicht für meine Tante zu weinen , denn ich wusste, dass sie verlassen hatte die Erde aber war ihr neues Leben mit Jesus begonnen. Meine Tante Viola hatte nie über das Gebet gegeben , wurde nie bitter, oder wütend , oder die Schuld Gott für ihre Krankheit . Sie tatsächlich dankte Gott für das ihr zu erfahren, dass ihr beigebracht, wie Krebs stark zu sein, und genießen Sie jeden Moment des Lebens mit Ihren Lieben .

Kapitel zwei

" Was auch immer bleiben standhaft in Entschlossenheit, einfach klammern sich an Gott . " St. Francis De Sales passiert.

Mein Großvater Friedrich war mein Held. Als junger Mann arbeitete er verkauft Brezeln im Madison Square Garden für nur ein paar Cent pro Tag. Er war ein strenger Deutsch mit Kampfgeist . Er war ein Pfleger , ein Krankenpfleger im Zweiten Weltkrieg . Ein Mann , der alles für seine Frau opfern würde . Ein Vater, gewidmet war . Ein Großvater voller wunderbarer Rat , ein Freund für alle. Er war auch die zweite Person, die mir nahe , die mit Krebs befallen wurde .

Mein Großvater Fred wurde mit Magenkrebs in den späten 1980er Jahren diagnostiziert. Als er diagnostiziert wurde, wir würden nur nicht akzeptieren. Mein Großvater war der Patriarch unserer Familie. Er war ein starker, mutiger Mann, der größer als das Leben mit seinem herzhaften Lachen, und dröhnende Stimme war . Er war ein Krieger.

Es war, weil mein Großvater, war diese starke männlicher Mann , die unsere Familie konnte einfach nicht akzeptieren, dass Krebszellenhatte sein wird. Wir als Familie zusammen den Krieg erklärt Krebs meines Großvaters .

Wir änderten Ernährung meines Großvaters , versuchte alle alternativen Medikamente, betete und gab Krebs meines Großvaters über Gott . Wir würden einfach nicht lassen ihm Krebs ist . Opa war ebenso entschlossen, bei uns zu bleiben , als wir halten ihn hier bestimmt. Er war zu stur Krebs nehmen ihn weg von seiner Familie zu lassen . Großvater verbrachte seine Tage versteckt seinen Schmerz von uns, so dass wir uns nicht fürchten würde .

Wir verbrachten unsere Tage damit, Opa einen Grund , hier zu bleiben .

"Stärke ist in der tiefen Stille der langen Leiden Herzen geboren , nicht inmitten von Freude. " Felicia Hemans .

Es war kurz vor Thanksgiving , als mein Großvater hatte einen Teil seines Dickdarms entfernt . Die Ärzte hatten uns gewarnt , dass er die Operation nicht überlebt. Aber wir lachten in das Gesicht ihrer Warnung. Sie wussten nicht, wie groß unser Gott war oder wie stark mein Großvater war . Der Tag kam für meinen Großvater Chirurgie. Die ganze Familie versammelt und unser Pfarrer im Krankenhaus. Wir verbrachten 7 Stunden beten , während mein Großvater ging unter dem Messer.

Fast acht Stunden vergangen , wenn ein Chirurg müde und erschöpft aus dem oder mit Tränen in den Augen sagte ging , " Er schaffte es , er es geschafft. " , In eine fröhliche Stimme.

Wenn wir in den Aufwachraum in ein Pferd und groggy Stimme, die er sah, sagte mein Großvater, "Ich bin hungrig " .

Wir wussten, dass in diesem Moment wollte Opa in Ordnung zu sein .

Unsere Familie feiert Erntedank in diesem Jahr bei einem Long Island Krankenhaus. Wir aßen Thanksgiving-Dinner aus der KunststoffwannenKrankenhaus , aber es war unsere beste Erntedank je. Mein Großvater kehrte nach Hause nur drei Tage , nachdem eine größere Operation erstaunlich, alle seine Ärzte.

Es war ein Arzt insbesondere , die tief durch den Sieg meines Großvaters war gerührt . Ein jüdischer Mann , hatte er die Idee, dass Jesus gab sein Leben , bis er mein Großvater traf abgelehnt. Also von der Wunder, das er Säge bewegt hatte , stellte dieser Arzt mein Großvater über seine makellosen Glauben. Mein Großvater hatte einfach erklärte ihm, dass ist war einfach zu wissen, Jesus existierte , weil er ihn überall sah er sah . In den Augen seiner Angehörigen, in der regen, in einer Blume, im Mondlicht . Mein Großvater war mit diesem Arzt seine Lieblingsschrift geteilt. "Diejenigen, die Ihren Namen kennt, wird das Vertrauen in Sie , Herr, für diejenigen, die noch nie verlassen , die Sie suchen . " Psalm 09.10 .

Von Heilung meines Großvaters so erstaunt dies gewidmet jüdischen Mann gab sein Herz Jesus in der Gegenwart von einem Mann, der Jesus heilte , die mit der dritten Stufe Darmkrebs geschlagen worden war. Später an diesem Mann brachte seine Familie nach Christus auch . Mein Großvater ging auf viele Jahre glücklich und froh mit unserer Familie zu haben. Oma und Opa haben ihren 50 Jahrestag Erneuerung ihrer Gelübde in einer schönen , romantischen Zeremonie zu feiern. Ich werde es nie vergessen , solange ich lebe. Es war 4. Februar 1991 , es war ein schneebedeckten Nachmittag . Meine unmittelbare Familie ging bis 5 Uhr-Messe mit meinen Großeltern . Bei einer Kirche war meine Großeltern 40 Jahre lang besucht. Mein Großvater war ein Pförtner da und hatte die ganze Zeremonie ohne es zu wissen, von uns angeordnet. Er hatte Mama, Papa , mein Bruder erzählt, und ich verkleidet , weil wir im Begriff waren, zum Abendessen in unser Lieblingsrestaurant Freundlich ist nach der Kirche zu bekommen.

Mein Bruder und ich waren sehr aufgeregt , weil wir es liebten das Eis. Wir trafen meine Großeltern in der Kirche an diesem verschneiten Nachmittag. Während der Massen bemerkte ich, mein Großvater lächelte von Ohr zu Ohr .

Nach der Messe mein Großvater sprang die Überraschung auf uns alle. Der Mann, der brutal Darmkrebs überlebt hatten, ging auf die Knie und schlug vor, Oma alle immer wieder.

Meine Oma , die ein wenig Feuerball stand nur fünf Meter und einem Gewicht von nur 100 £ war . Tränen akzeptiert, aber dann traf mein Großvater spielerisch auf seiner Rückseite für nicht ihr zu sagen, was auch er auf.

Ich habe meine Omas Trauzeugin zu sein, und mein Großvater hatte meinen Bruder als besten Mann , wie wir unter Tränen , Freude , Zeuge, wie ein Christus zentriert Ehe könnten die meisten Testversuche, die meisten Regenfällen und die meisten Straßen unsicher zu ertragen.

Ihr hört noch schwillt mit Glück wie ich mich erinnere , wie mein Großvater nannte seine Oma Florence Nightingale als rezitierte er wieder seine Hochzeit Gelübde. Wie nach der schönen Zeremonie vorbei war er stolz erzählte allen Anwesenden in der Kirche , wie Gott ihn wirklich geheilt.

Für Jahre nach meinem Großvater gewann seinen Kampf mit dem Krebs , bekam er den Bau wunderbare Erinnerungen zu genießen , bekam er zu sehen, seine Enkel Hauptschulabschluss , Tanz viele Polkas mit Oma und spielen viele Lieder auf seiner Orgel.

"Glaube nie weiß, wo es gebraucht wird , aber es liebt und kennt den, der führend ist . " Oswald Chambers.

Das zweite Mal mein Großvater mit Krebs diagnostiziert wurde diesmal Nieren wir erneut den Krieg erklärt .

Dieses Mal war mein Großvater viel älter und zerbrechlich , dann die letzte . Keiner von uns jedoch glaubte , dass Gott einfach entscheiden , dass es Zeit für Großvater nach Hause zu kommen .

Gesundheit Mein Großvater sank sehr schnell. Es war eine Frage von Wochen , bevor er bettlägerig war und meine Großmutter wurde ein Vollzeit- Hausmeister . Wir alle behandelt zweiten Schlacht meines Großvaters mit Krebs in unserem eigenen persönlichen Weg . Meine Großmutter war einfach in der Ablehnung , und herzlich angenommen, dass Opa würde besser werden. Mein Vater , nahm mein Opa einzige Kind meines Großvaters Rolle als Familienoberhaupt sehr ernst und setzen ein tapferes Gesicht .

Einige von uns fühlten sich von Gott verraten und wurde wütend und gehärtet.

Persönlich habe ich versucht, Tarifverhandlungen mit Gott. Jede Nacht würde ich "Bitte, Gott zu beten , wenn Sie mein Opa besser zu machen werde ich in die Kirche gehen jeden Sonntag , werde ich mein ganzes Gehalt in die Kirche , oder was auch immer Sie wollen, zu geben. "Ich dachte eigentlich, ich könnte Gott zu heilen mein Großvater zu bestechen. Ich dachte, dass solche Taten könnte mein Großvater zu retten. Was ich nicht wissen, ist, dass Gott auch die Rettung meines Großvaters von den Schmerzen leiden mit Krebs mehr.

Krankheit meines Großvaters war eine sehr lange und hart ein . Er war in den und aus dem Krankenhaus, in und aus dem Hospiz, schließlich am Leben . Wir sahen diese größer als das Leben zu verlieren Mann seine Unabhängigkeit, die Würde und Freiheit.

Als Betreuer haben wir gelernt , dass ein Punkt zu kommen , dass Sie gehen zu Ihrer Lieben lassen , so dass sie in Frieden zu haben. Sie lernen, Götter zu akzeptieren. Sie lernen, dass wütend oder verbittert oder Tarifverhandlungen mit Gott oder Tränen einfach nicht funktionieren .

Mein Großvater in seinen letzten Tagen hat uns gelehrt , dass das ultimative Geschenk der Liebe können Sie eine Person mit Krebs geben, ist die Gabe der Akzeptanz. Akzeptieren Sie, dass niemand für immer lebt , akzeptieren , dass Krebs nicht rauben Ihnen die Liebe, die Sie für diese Person haben , zu akzeptieren , dass das Sterben ist nur eine andere Form des Lebens, und akzeptieren, dass Ihre Liebsten wird in Ordnung sein, wenn Sie in Ordnung mit ihrer Diagnose sind .

Als mein Großvater starb wir früher bei Familien Bilder von der Zeit, die wir zusammen verbracht zu suchen. Da sahen wir uns an diesen Bildern habe ich nicht , bis er weg war , dass jedes Mal, wenn ich an ihn erinnern feiere ich sein Leben zu verwirklichen. Ich lasse das Licht seines Geistes in die Welt strahlen.

Kapitel 3

Als Helfer Ich persönlich gelernt, dass Frieden kommt nur für Ihre Lieben und Sie , wenn Sie lernen zu akzeptieren, was sein muss . Wenn Sie Ihre Zeit verbittert oder wütend oder Tarifverhandlungen mit Gott , oder Kampf um den Ärzten die Diagnose, nimmst du weg kostbare Zeit mit Ihren Liebsten .

" Eine Pflegekraft- Gebet "

" Herr, ich bete deine Engel geben mir Kraft , wenn ich schwach bin . Ein Freund zu mir halten, wenn ich fühle mich allein . Eine friedliche akzeptieren Herz, wenn du meine Liebsten zu Hause anrufen . Lassen Sie meine Lieben Erbe Glanz in meinen Augen, lassen ihre Art und sanfte Herz Live in meinen Worten und Taten. Amen . "

"Es ist , als Gott erscheint uns aufgegeben haben , dass wir uns die meisten ganz auf ihn verlassen . " F.Fenelon

Als mein Großvater starb, war es fast wie meine Großmutter auch tat . Mein Großvater starb am 5. Juli , 1995. Er wurde schließlich freigelassen , als meine Großmutter unterzeichneten die dnr um nach Wochen der betet zu Gott , um unsere Familie zu führen. Der Tag, mein Großvater starb es ein Sommertag brutal heiß und unglücklich war . Ironischerweise oder vielleicht glücklicherweise bekamen wir zum Krankenhaus, um meinen Großvater zu spät an diesem Tag zu sehen. Seit Wochen hatten wir uns in die Klinik gegangen zu einer bestimmten Zeit , um Opa zu besuchen.

Es war an diesem Tag , dass meine Mutter eine Pflegekraft selbst für psychisch Kranke mussten Überstunden in ihrem Job zu arbeiten.

Wir hatten für meine Mutter gewartet, um aus der Arbeit zu bekommen, so könnten wir alle in die Klinik fahren zusammen .

Wenn wir in den vierten Stock des Krankenhauses habe die Tür zum Zimmer meines Großvaters war fest verschlossen .

Eine junge Krankenschwester näherte sich uns mit einem sehr ernsten Gesicht und sagte: " Es tut mir leid Fred starb vor ein Stunde. " Oma fiel auseinander . Mit einem Herzleiden wir Angst hatten , sie würde zusammenbrechen. Nach Beruhigung sie unten riefen wir den Rest unserer Familie zu kommen, Abschied zu Opa . Wir warteten , bis sie ankommen und ging dann in das Zimmer des Großvaters zusammen .

Zu unserer Überraschung Opa sah ganz und gar in Frieden .

Als wir unsere Großväter planen Beerdigung meiner Mutter, Großmutter , und ich habe noch eine ultimative Geschenk der Liebe von Gott und mein Großvater. Wir waren in einem Blumenladen gegangen, um Blumen für die Beerdigung kaufen.

Meine Großmutter liebte Blumen. Ihr Hinterhof sah aus wie ein botanischer Garten . Lieblingsfarben meines Großvaters waren gelb und rot. Nachdem wir herausgesucht , die Blumen für die Beerdigung und bezahlt ihnen wurden wir aus dem Blumenladen gehen , wenn der Besitzer rief uns zurück . Er reichte meine Oma eine gelbe Rose, und meine Mutter und ich rote. Er wusste nicht, die Lieblingsfarben meines Großvaters waren !

Meine Großmutter in ihrem sehr tiefen Schmerz nicht sehen, was wir in der Geschenk der Blumen sah , bis Wochen später. Mein Großvater hatte einen vollen militärischen Trauerfeier am 7. Juli 1995 und wurde in Calverton nationalen Friedhof auf Long Island , New York begraben.

Nachdem wir begraben Opa , Oma fühlte allein in einem überfüllten Raum . Sie konnte nicht aufhören zu weinen , überall sah sie Erinnerungen an meinen Großvater heimgesucht ihrer Seele. Oma war sehr deprimiert.

Wir waren sehr besorgt um sie . Nach ein paar Monaten Oma war nicht immer besser. Es war nicht , bis eines Tages Oma las ihre Bibel und eine Schrift wandte sich die Tränen der Trauer zu heilen regen. Die Schrift war john 14.01 " auch in mir Lassen Sie Ihr Herz erschrecke , Vertrauen in Gott , Vertrauen . "

Trust, müssen wir in unsere Tränen vertrauen. Als Betreuer unsere Tränen sind kein Zeichen von Schwäche oder notwendig Trauer. Unsere Tränen Tränen der Annahme , der Heilung, des Friedens sein.

Es ist durchaus akzeptabel zu weinen. Es ist ein Geschenk , damit unsere Lieben zu weinen. Als Betreuer ist es wichtig, ein Ventil für unsere Gefühle oder Ängste zu haben. Sucht andere zu , wenn Sie über überwältigt fühlen sprechen, müssen Rat oder einfach nur eine Schulter zum Anlehnen. So viel wie wir Übermenschen sind wir nicht sein wollen. Wir sind auch nur Menschen .

Wir müssen uns auch als Pflegekräfte , dass wir unsere Lieben zu äußern ihre Gefühle lassen Sie sich erinnern. Auch wenn es schwer für uns , zu hören . Lassen Sie Ihre Lieben sprechen über ihre Ängste, es will, ihr Leben . Es ist gesund , um einen guten Ruf zusammen haben.

Kapitel 4

" Wenn Sie hoffen, alles ist möglich wählen. " Christopher Reeve .

Hoffe, es ist die Geheimwaffe eines Krebspatienten gegen düstere einsamen Tage . Als mein Großonkel Willie in einem Krankenhaus sterben an Lungenkrebs Hoffnung gelegt wurde sein bester Freund. Wie mein Großvater , mein Onkel war ein starker und stolzer Mann . Ein harter Arbeiter, der für seine Familie zur Verfügung gestellt. Uncle Willie war ein ehemaliger Metzger , zu einer Zeit in seiner Jugend fuhr er ein Team von Pferden. Er war mit der Diagnose Krebs , als er 85 Jahre alt war. Wie mein Großvater mein Onkel einen aussichtslosen Kampf mit dem Krebs.

Als sein Körper geschwächt seine Meinung nicht. Uncle Willie formuliert einen Plan, um für seine Familie zu sorgen , bevor er starb , verlassen uns hoffen, nachdem er weg war. Wie wir nach dem Tag mit meinem sterbenden Onkel Tag besuchte er uns daran erinnert , wie besonders wir waren ihm und Gott.

Er teilte uns mit Familiengeschichte auf eine neue Generation weitergegeben werden. Als Betreuer ist es wichtig, Träger unserer familiären Wurzeln , Familiengeschichte und Geschichten . Es ist wichtig, unsere Lieben zu wissen, dass der Familiengeschichte wird weiterleben . Als Betreuer können wir unsere Familiengeschichte , indem sie bis Sammelalben, Aufzeichnung unsere Lieben, das Schreiben unsere Lieben Gedanken zu Papier , oder machen Foto -Alben zu bewahren. Es hilft, unsere Lieben zu wissen, dass Hoffnung wird nach unten weitergegeben werden. Uncle Willie hatte einen sehr kurzen Kampf mit dem Krebs , aber die Lektion, die wir aus seinen Kampf gelernt habe, ist , dass jeder Hoffnung braucht .

Geschichten unserer Familie enthalten Geschichten von Hoffnung. Hoffnung, unseren Träumen zu folgen, Hoffnung, dass jemand besondere , hoffen , dass unsere Kinder glücklich aufwachsen und gesund.

"Du hast zu leben, das Leben nicht zu denken. Treten Sie ein in den Nebel der Dinge. Versuchen Sie, und scheitern und stehen und Liebe und lernen und zu vergeben und zu vergessen, und sein gewagt, und nicht in Angst leben . "Das ist die Lektion, die ich gelernt von meinem Sekt und treuer Freund Diana , während sie ihren Kampf gehen mit Leberkrebs.

Diana und ich traf , während die Zusammenarbeit in einer Collage Café. Diana war diese unglaubliche liebevolle Seele, die ein junges Herz hatte, gab die beste Beratung , und machte diese für Geflügelsalat sterben. Diana war der Chefkoch im Café . Als Diana sagte mir, sie Stufe drei Leberkrebs hatte ich war an einem Verlust für Wörter . Ich wusste nicht, was zu sagen, oder wie man rund um Diana zu handeln. Ich verliebte mich sofort in eine Pflegeperson Rolle .

Diana war eine unabhängige Frau. Sie war ein Wanderer , der fünf Meilen pro Tag ging sie viel älter war als ich , aber ich wusste nie, in ihrem Alter . Als Diana krank Ich fing an, Mutter und ersticken sie. Ich begann sie zu drängen . Diese unabhängige Frau, die immer kümmerte sich begann zu ärgern , wie ich sie behandeln . Sie wollte nicht zu babied werden.

Eines Tages , als ich Diana Besuch in ihrer Wohnung , sofort fing ich an, sie kümmern . Ich nahm einen Haufen schmutziger Wäsche , um sie wash.Diana wütend auf mich und sagte: " Warum sind Sie behandeln mich wie diese? " Ihre Worte hielt mich in meiner Tracks. In Bezug auf Diana antwortete ich ehrlich : "Weil Sie krank sind. "

Liebevolle Diana setzte mich . " Patti , manchmal das Beste, was Sie für eine Person mit Krebs tun können, ist gar nichts. Manchmal einfach nur mit ihnen ist das einzige, was Sie tun können. " , Sagte sie.

In diesem Moment drang Diana Worte meinen dicken Schädel. Menschen mit Krebs wollen immer noch ihre Unabhängigkeit . Sie wollen nicht ihre Entscheidungen weg von ihnen , nur weil es krank gemacht. Manchmal als Betreuer wir neigen dazu zu glauben , dass wir alles, was für einen Krebspatienten zu tun, aber das ist einfach nicht wahr.

Menschen mit Krebs wollen ihre Unabhängigkeit , Freiheit gibt , gibt es Möglichkeiten für so lange wie möglich zu halten.

Als Betreuer müssen wir ihr Recht zu wählen, zu respektieren. Wählen Sie selbst entscheiden zu Gesundheitsversorgung, letzte Wünsche , und andere wichtige Dinge . Als Betreuer müssen wir lernen, manchmal wieder aus und geben unseren Lieben Raum . Manchmal ist das Beste, was wir tun können, ist wirklich gar nichts.

Diana weltberühmten Hähnchen-Salat Rezept.

2 Pakete ohne Knochen Hähnchenbrust

1 große Zwiebel gehackt klobigen

4 Stangen Sellerie fein gehackt

2 große Tomaten in Scheiben geschnitten

4 Teelöffel Honig

3 Teelöffel italienische Würze

1 gehackte Dill Pickles

5 Teelöffel Mayonnaise.


Gekochte Hühnerbrust in einem Topf mit kochendem Wasser für eine Stunde und eine Hälfte.

Lassen Huhn cool für 20 Minuten.

Dice Huhn.

In einer großen Schüssel Honig hinzufügen , Mayonnaise, Zwiebel, Essiggurke, italienischen Gewürzen , Sellerie und Tomaten.

Add chicken .

Mischen Sie zwei Teelöffel Mayonnaise.

Lassen Sie es 1 Stunde vor dem Servieren kühlen .

Kann auf Roggenbrot oder Vollkorn-Cracker serviert werden.


Kapitel 5


" Er legte mir in einem kleinen Käfig weg vom Garten fair, aber ich muss die süßesten Lieder zu singen , weil er mich dort platziert . Nicht zu schlagen meine Flügel gegen den Käfig es , es ist mein Entscheidungsträger , aber meine Stimme zu erheben , um Tor des Himmels und singen noch lauter . " Kyle -Bonbon.


Dies war die inspirierende Gedicht mein lieber Freund Kyle rezitiert immer und immer wieder ihr zu helfen, durch den Schmerz des Lebens mit Eierstockkrebs zu bekommen. Kyle und ich habe nie persönlich getroffen . Sie war die Frau eines christlichen Rock- Sänger einer Band, die ich bewundert aufwachsen. Kyle war mein Brieffreund . Kyle war die große Schwester, die ich nie hatte. Unsere Freundschaft blühte entfernt, Brieffreunde , spirituelle Schwestern.

Kyle Rae war eine sehr spirituelle , geben, Art und liebevolle Person. Als ich durch den härtesten Zeiten gehen in meinem Leben Kyle und ihr Mann Michael war für mich da. Sie griff nach mir und war ein Beispiel der Liebe Christi auf der Erde wirklich .

Ich war zwar nicht eine direkte Bezugsperson Kyle Ich lernte viele Lehren aus ihrem Kampf gegen den Krebs . Anders als die anderen Menschen, die ich kenne und betreut mit Krebs Kyle Schlacht war ein sehr öffentliches ein .

Kyle musste jeden Tag mit Kameras und Reportern, die sie umgeben , Krebs zu kämpfen . Als Make-up - Künstler und berühmte Frau eines Lead-Sänger einer Rockband Kyle könnte in Selbstmitleid schwelgte haben oder verwendet werden ihren Kampf um die Menschen leid für ihre Familie , aber Kyle nicht. Kyle mein lieber Freund verwendet ihren Kampf um anderen zu helfen Kampf gegen den Krebs .

Kyle sprach offen über ihren Kampf . Sie teilte alles, was sie durchmachte . Durch den Verkauf von CDs ihres Mannes als " Touched . " Sie sammelten Geld für die Krebsforschung und Geld für Dana Faber Cancer Institute in Massachusetts.

Kyle wurde zur Inspiration , nicht nur ihre Freunde , sondern Menschen auf der ganzen Welt.

Kyle verwendet Musik, schöne Poesie und Schrift im Leben der Menschen berühren und heilen die gebrochenen Herzen .

Kyles Geist, ihre Wärme , ihre Großzügigkeit wird für viele Jahre zu kommen leben. Weil ich nicht in der gleichen Staat leben als Kyle war ich nicht in der Lage, eine direkte Bezugsperson ihrer körperlichen Bedürfnisse sein, aber ich war eine Bezugsperson in der gleichen Zeit . Wie fragen Sie?

Wir haben nicht mit der Person physisch an eine Bezugsperson sein . Wir können eine Betreuungsperson für ihre emotionale, geistige oder finanzielle Bedürfnisse.

Für Kyle wurde ich ein Gebet Geber. Ich jeden Tag betete für Kyle zu einem bestimmten Zeitpunkt . Manchmal ist die mächtigste Geschenk, das wir eine Person geben kann, ist, einfach für sie zu beten .

Um einfach zu hören , ist ein Geschenk von ganz allein. Wenn Sie einen Freund oder geliebten Menschen, die durch diesen Kampf gehen wird , und Sie können mit ihnen nicht körperlich , es gibt viele Möglichkeiten, wie Sie helfen können. Ein anderer Weg, unterstützte ich meinen Freund Kyle war ich den Punkt, ihr eine Karte E -Mail, Brief oder jede Woche zu senden.

Für eine Person, die diese Krankheit kämpft manchmal braucht es nur , um einen Brief oder eine Karte zu machen , es würde ein wenig heller ay bekommen . Sie können auch finanziell zu helfen. Ich behaupte nicht, Sie medizinische Rechnungen zu bezahlen , aber es gibt kleine Dinge , die sich zu viel , wenn eine Familie kümmert sich um eine Person mit Krebs.

Hier sind einige Vorschläge, wie zu helfen.

1 . Senden Sie der Familie eine Geschenkkarte zu einem lokalen Lebensmittelgeschäft , so dass die Familie und Patient eine besondere Mahlzeit gemeinsam zu teilen.

2 . Wenn der Patient wird für Chemo behandeln die Patienten auf einen Bademantel und Hausschuhe. Dadurch wird der Patient das Gefühl, wie eine Million Dollar .

3 . Viele Menschen wissen nicht, dass , wenn eine Person durch die Behandlung gehen sie nicht tragen Parfüm, oder sein um eine Menge von verschiedenen Gerüchen. Blumen sind schön, aber manchmal ist es , den Patienten krank macht . Statt also den Kauf Blumen, sondern den Patienten ein CD-Player und eine ihrer Lieblings- CDs. Dies wird helfen, ihre Seele zu erleichtern , wie sie durch die Behandlung gehen .

4 . Wenn der Patient ein Elternteil schicken die Kinder ein Geschenk-Karte , um einen Film und dann arrangieren für einen verantwortungsvollen Babysitter , die Kinder ins Kino zu nehmen, damit der Patient und Partner darf es einige Zeit miteinander zu teilen.

5 . Bieten Sie für einen Reinigungsdienst für eine Woche zu zahlen, so die Pflegeperson wird eine Sache weniger zu befürchten haben .

6 . Wenn in einer Kirche Gruppe beteiligt organisieren einige Leute , einige Gartenarbeit machen oder kochen einige Mahlzeiten .

7 , Angebot für ein Gas im Wert von Wochen für die Familie oder den Patienten hin und her zum Arzt oder ins Krankenhaus bringen zu bezahlen.

8 . Bezahlen für das Parkhaus oder Maut .

9 . Bieten Sie für ein Rezept oder eine medizinische Versorgung zu bezahlen.

10 . Bieten Sie an, mit dem Patienten für ein oder zwei Stunden zu sitzen , so dass die Pflegeperson kann einige Zeit in Anspruch dekomprimieren .

Das sind kleine Schritte, die Sie ergreifen können, um einen geliebten Menschen zu helfen.

Das folgende ist eine Liste der Orte, die Sie Liebe Geschenk zu spenden, um im Kampf gegen den Krebs zu unterstützen.

1 . Dana Faber Cancer Institute 10 Bach Linie westlich Platz 6. Stock Bach Linie , Massachusetts 02445 z. Hd. . Partner in Mut.

2, . Brustkrebsforschung 60 Ost 56 th Street 8. Etage New York , New York 10022

3 . Pediatric Cancer Research 9272 Jerome rd . Suite A - 107a Irvine , Kalb 92618

4 . American Cancer Fund [ 813 ] 490 -4700

Kapitel 6

" Der Gott der Hoffnung werden Sie mit Freude und Frieden im Glauben , dass Sie möglicherweise in der Hoffnung durch die Kraft des Heiligen Geistes im Überfluss zu füllen. " Römer 15.13

Als ich meinen Mann traf Anthony waren wir zusammen in einer Fabrik arbeiten . Nur wenige Wochen nach dem Treffen mit meinen neuen Kollegen Anthony er hat das Werk an einem anderen Job zu arbeiten. Ich wollte nicht wieder sehen Anthony für 10 Jahre , wenn wir wieder einmal bei einem Blind Date getroffen .

Wir hatten unseren ersten Termin bei Ruby Tuesdays . Bei unserem ersten Date haben wir entdeckt, hatten wir viele Dinge gemeinsam. Wir wurden unzertrennlich verliebte sich schnell , und bekam nur zwei Monate , nachdem unsere erste date.The ersten Mal habe ich Anthony traditionelle , warm, große italienische Familie fühlte ich mich sofort akzeptiert erfüllt engagiert.

Anthonys Eltern, Geschwister , Tanten, Onkel , Cousins und Cousinen wurde ein Teil meines Herzens , wurden sie ein Teil der , der ich bin .

Anthony und ich heirateten am 17. Oktober 1999 in einer kleinen Landkirche am östlichen Ende von Long Island. Es war ein perfekter Tag fallen. Die Blätter wechselnden Farben begonnen hatte , gab es einen knackigen Kälte in der Luft , aber es war noch nicht Winter. Fall umarmte uns wie ein alter Freund

.

An diesem perfekten Tag im Oktober ging ich den Gang hinunter sowohl mit meiner Mutter und meinem Vater an meiner Seite in meinem langen fließenden weißen Hochzeitskleid , wie unsere Kirchen Chorleiter sang Ava Maria . Ich sah die Gesichter meiner Lieben strahlt mit Liebe , Licht und Freude.

Zwei dieser Gesichter waren meine Mutter und ältere Schwester Roberta Onkel meines Mannes Al, beide wurden liebevolle Seelen und beide wurden Krebs kämpft .

Tante Roberta hatte Knochenkrebs. Onkel Al hatte Nierenkrebs. Bei meiner Hochzeit beide Seiten meiner Familie wurden gesegnet , einige wunderbare Erinnerungen gemacht an diesem Tag haben . Es war bei meiner Hochzeit , die wir fanden heraus, dass Anthony Schwester Christen schwanger mit ihrer ersten Tochter Kassidy Rose war .

Es war auch bei meiner Hochzeit , dass sowohl Tante Roberta und Onkel Al war in der Lage , diese wunderbare , zauberhaft, unbeschwerte Zeit mit ihrer Familie und Freunden zu genießen.

Als Betreuer ist es sehr wichtig für uns zu erkennen, dass der Patient braucht eine große, starke , Support-System. Familien , Angehörigen , Freunden, Nachbarn , Gemeindemitglieder und Klassenkameraden sollten die Möglichkeit haben , den Patienten so lange wie sie wollen zu besuchen, so oft wie sie wollen.

Als Betreuer müssen wir unsere persönlichen Differenzen beiseite mit anderen Familienmitgliedern gelegt, so kann der Patient alle Mitglieder ihrer Familie zu genießen.

Es ist wichtig für uns als Betreuer zu erkennen, dass der Patient zu reisen, gehen Sie zu einem Familienfest , einen Freund zu besuchen , in die Kirche gehen , dass sie nicht beschränkt ist , dies zu tun werden möchte.

Als Bezugspersonen neigen wir dazu, aus Angst zu schützen oder zu reservieren Energie des Patienten , wenn sie sich überanstrengen oder ärgern sie kränker bekommen oder brechen möchten . Das stimmt nicht.

Wenn der Patient will gehen und ein Picknick , schwimmen im Meer, zu einer Party gehen , gehen Sie zu einem Rock-Konzert , lassen Sie sie . Es ist gut für die Seele. Es ist wichtig , dass sie nicht 24 Stunden am Tag 7 Tage die Woche, dass sie Krebs haben erinnert.

Wir müssen lernen , dass wir den Krebs nicht kontrollieren können , aber die Steuerung der Patienten. Krebs ist was es ist. Die Patienten sollten nicht aufhören zu leben , weil unsere Ängste verhindern, dass sie dies zu tun.

Kapitel 7

" Das Band, das Ihre wahre Familie verbindet ist nicht von Blut, sondern von Respekt und Freude in die jeweils anderen Leben." Richard Bach

Jeder hat jemand in ihrem Leben , die sie zur Größe begeistert . Für mich persönlich ist es Gott , meine Eltern, meine Großeltern und meine vierte Klasse Lehrer , Frau Esteves .

 Als ich aufwuchs, war eine spezielle Ausbildung Schüler mit einer Lernbehinderung von Legasthenie. Ich wurde gehänselt , gemobbt , und hatte nicht viel Selbstbewusstsein, bis Mrs. Esteves kam in mein Leben
.

Frau Esteves sah in mir die Gabe, die ich zum Schreiben hatte . Frau Esteves angeheizt meine Leidenschaft für das Schreiben durch die Förderung von mir und hilft mir meine Legasthenie zu überwinden. Frau Esteves war ein wahrer Freund . Jemand, der das T-Shirt geben, von ihrem Rücken zu jemandem in Not zu helfen. Sie war ein großer Lehrer .

Lange nachdem ich ein HochschulabsolventFrau Esteves und ihr Mann blieb in Kontakt mit meiner Familie und ich durch Briefe, E -Mails und Telefonate.

Auch nach Herr und Frau Esteves Ruhestand und zog nach Florida waren sie immer noch ein großer Teil meines Lebens. Das liebende Paar besuchte auch meine Hochzeit.

Ein Frühlingsmorgen ging ich zu meinem Briefkasten öffnete es und fand einen Brief von Frau Esteves innen. Anreise ein von Frau Esteves mir Briefe immer links mit einem warmen sonnigen Gefühl. Mit Ausnahme dieser speziellen Buchstaben . Mein Herz sank , als ich die Worte lesen : "Herr Esteves mit Blutkrebs diagnostiziert worden. "

Ich lief in das Haus zitterte , weil noch ein weiteres meiner Lieben diagnostiziert worden war .

Ich brach die tragische Nachricht zu meinem Mann und Eltern. Wir hatten alle einen guten Ruf . Drehen und Wenden in meinem Bett in dieser Nacht konnte ich nicht schlafen . Etwas, das Frau Esteves , sagte in diesem Brief fraß mich an.

Nachdem sie die Nachricht, dass ihr geliebter Mann hatte Krebs brach sie bat mich, sie nicht mehr zu schreiben.

Ich verstand nicht, warum. Was hatte ich falsch gemacht?

" Gute Freunde sind wie Sterne. Man muss nicht immer sehen, aber immer wissen, dass sie dort sind. "

Seit Wochen war ich deprimiert , dass Frau Esteves mich herunter bei einer Zeit, die sie am meisten benötigt ihren Freunden. Ich hatte sie mehrmals nach Erhalt ihrem Brief geschrieben. Sie wollte nicht zurück zu schreiben. Ihr Schweigen zerriss mir das Herz. Ich betete für sie und Herr Esteves . Ich wollte Gott mir eine Antwort auf die Frage , warum sie nicht mehr wollen, dass ich in ihrem Leben zu geben. Die Antwort, die ich suchte, kam in einer seltenen und unerwarteten Form .

Einer meiner alten Klassenkameraden hatten mich auf der Linie sah und mich kontaktiert . Es war ein Klassenkamerad , der einst ein großer Teil meines Lebens gewesen , aber wir hatten nichts mehr gemeinsam. Wie ich hörte meine Klassenkameraden auf Streifzug über seinen langweiligen Job wurde mir klar, dass Frau Esteves war nicht versucht , mich zu verletzen , als sie schrieb , was ich dachte, war ihre letzten Brief an mich . Wir waren ein schöner Teil des jeweils anderen Vergangenheit , aber wir waren zwei sehr unterschiedliche Futures gegenüber.

Frau Esteves wurde zu einem Vollzeit -Pflegekraft versuchen, in jedem letzten Moment konnte sie mit ihrem Mann zu quetschen. Ich wurde unterwegs eine ganz andere Straße. Meine Zukunft war voller Hoffnungen und Pläne.

Zukünftige Frau Esteves war voller Sorge , Opfer und die Pflege eines kranken Mann .

Ich lernte von Herrn Esteve Kampf mit Krebs , die manchmal das bewegte , was Sie tun können, ist, aus der das Leben eines Menschen zu treten und geben ihnen den Raum , während sie durch diese Reise gehen . Manchmal brauchen sie nur Zeit. Manchmal brauchen sie nur allein sein , um durch das Labyrinth von Schmerz und Verwirrung heraus dort Weg .

Ich habe nicht von Frau Esteves hören für zwei Jahre. Und dann eines Tages öffnete ich den Briefkasten einen Brief von ihr zu finden.

Herr Esteves war gegangen, um mit dem Herrn sein . Frau Esteves hatte ihren Weg zurück auf die Person, die sie war, bevor Krebs setzen ihr Leben auf Eis gefunden. Ich weiß, es ist nicht einfach, jemanden zu sehen, kämpfen mit dem Tier und zu haben, sie zu schließen Sie aus. Es kann scheinen, wie sie egoistisch oder Mittel sind, aber sie sind es nicht . Sie brauchen einfach Zeit , um durch die Lade Gewässern sie durch Schwimmen zu navigieren.

" Jesus heilte viele, die verschiedene Krankheiten zu haben." Mark 01.34 .

Manchmal sind die wichtigsten Lektionen im Leben sind die am meisten schmerzhaft.

In den Prozess des Schreibens dieses Buch traf ich einen Mann , ein Fremder auf der Straße , der mein Herz so tief berührt , dass ich konnte nicht zulassen, dieser Moment passieren , ohne ihn zu erwähnen . Sein Name war Peter . Peter war wohl in seinen frühen Dreißigern. Er war in einem Rollstuhl und hatte sieben verschiedene Arten von Krebs überlebt.

Von dem Moment traf ich Peter spürte ich seine positive Energie durch ihn fließt. Peter war ein großer Bruder, seine eigene Firma lief , und kaufte Rollstühle für Menschen, die sie nicht leisten konnte . Vor einer christlichen Buchhandlung , wo ich Peter traf mich lehrte er eine sehr wertvolle Lektion in Vergebung.

Wie wir plauderten Peter offenbarte mir , dass, wenn er mit der Diagnose Krebs seine Frau konnte nicht damit umgehen und verließ ihn für einen anderen Mann . Als ich fragte Peter, ob er in der Lage , seine Frau schaute er mir verzeihen, und sagte: " Wenn Jesus konnte meine Sünden zu vergeben , sollte ich nicht verzeihen eines anderen zu ? "

Wie wir über Vergebung gesprochen , Peter zeigte mir, wie wichtig es war, dass er weiß, er war in der Lage , alle Menschen in seinem Leben , die ihn verletzt hatte, zu vergeben, und wie er brauchte, um von den Menschen, die er verletzt vergeben werden.

Das bringt mich auf eine sehr wichtige Schlussfolgerung , als Betreuer Ich glaube, wir müssen sicherstellen, dass die Menschen, die wir kümmern weiß, dass wir ihnen vergeben für vergangene Verletzungen , Fehler und Missgunst .

Vergebung ist sehr mächtig. Wenn Sie über eine unheilbare Krankheit und fühlen, wie Sie ragend für etwas, was Sie getan haben, wird es Ihnen in Aufruhr zu verlassen und Ihr Herz wird nicht in Frieden sind

. Wenn Sie mit einer Krankheit wie Krebs zu tun glaube ich, die beste Geschenk, das Sie Ihre Lieben geben kann, ist , sie für dich zu verletzen vergeben und bitten sie um Vergebung zu .

Kapitel 8

Gebet des heiligen Franziskus.

" Herr, mach mich zu einem Werkzeug deines Friedens, wo es Hass gibt lassen mich Liebe säen , wo es Verletzungen Verzeihung, wo es Zweifel gibt , Glaube, wo es Verzweiflung Hoffnung , wo Dunkelheit Licht, und wo es Traurigkeit Freude, der Vater gebe, dass ich nicht versuchen, wie auf Konsole getröstet zu werden , zu verstehen , um zu verstehen, um geliebt, wie zu lieben , amen werden kann. "

" Humor ist unsere Art, uns selbst aus dem Leben zu verteidigen Absurditäten durch das Denken über sie absurd " . Lewis Mumford .

"Ich werde in das Krankenhaus , um meine Zwillinge zu liefern." Meine Kollegin Jane , als sie von ihr mit Doppelbrustentfernungsprach . Jane war mit Brustkrebs ein Tag im Januar , bevor er nach rechts in einer Tagespflege arbeiten diagnostiziert. Jane , meine Mutter und ich arbeiteten alle zusammen an einem Tagespflege in Georgien mit zwei Jahre.

Jane, die immer ein Lächeln auf ihrem Gesicht , ein Lied in ihrem Herzen , und eine Feder in ihrem Schritt beiläufig brach die Nachricht, die uns mit einer positiven Einstellung und Humor.

Als Jane erzählte uns von ihrer Krebserkrankung war es schwer , nicht zu glauben , dass Jane nicht das Tier an den Haaren ziehen, schauen Sie direkt in die Augen und Lachen in seinem Gesicht. Jane würde

Krebs zu überwinden und würden Humor verwenden, um dies zu tun. Jane positive Einstellung behalten uns alle positiv.

Sie lehrte uns war es in Ordnung, an Krebs zu lachen. Sie lehrte uns, dass nur weil eine Person Krebs hat sie nicht, dass sie zum Tode verurteilt haben . Sie lehrte uns, dass Gott die Kontrolle hat und wird uns nicht im Stich .

Es war Jane , die tatsächlich statt ihrem Freundeskreis zusammen . Sie würde nicht zulassen, uns auseinander zu fallen. Nach Jane hatte ihre Doppel Entfernung ging zu ihr im Krankenhaus zu besuchen und sie mir in Stichen. Sie sagte mir, sie wollte nicht die Menschen für ihr weinen.

Als Pflegepersonal und die Patienten müssen wir uns erinnern, ist es völlig in Ordnung zu lachen. Lachen ist wirklich die beste Medizin. Ich glaube wirklich , dass es das Lachen ihrer Freunde , Familie und ihre eigene , die Jane eine Brustkrebs-Überlebenden gemacht hat.

Kapitel 9

" Gott heilt ein Gedicht für Brustkrebsüberlebenden . "

" Denken Sie daran , wenn Sie die Worte gehört und Sie wurden in ein schwarzes Meer von Elend geworfen wird, heilt Gott . Denken Sie daran, in deine Einsamkeit und Schmerz, heilt Gott . Angemeldet Freunden Gebete , Ihren Familien Ermutigung , Hoffnungsschimmer von Engeln , Gott heilt. Beruhigen Sie hören können Gott jetzt flüstern , ich werde heilen. "

Brustkrebs -Ressourcen.

City of Hope Cancer Center in Los Angeles , Kalifornien

Telefonnummer 1-800-826-4673

Memorial Sloan Kettering Center New York City

Telefonnummer 1-800-525-2225

Krebs- Selbsthilfegruppe

Räbloch Cancer Foundation Inc.

Bloch Krebs Eine H. und R. Block- Way

Kansas City , MO 64105

Telefonnummer 1-800-433-0464

Schlösser der Liebe

234 Süd- Blvd.

West Palm Beach, Florida 33405

Telefonnummer 561-833-7332

Krebsbehandlung

Telefonnummer 1-800-813-4673

Sie haben Büros in New York , New Jersey und Connecticut.

Finanzielle Hilfe

1-800- 813- Hoffnung

Diese Zahl bietet finanzielle Hilfe für Menschen mit niedrigem Einkommen.

Cancer Treatment Centers of America .

Telefonnummer 1-888-767-0247

Beratung

Fran Ort

Telefonnummer 949-474-4337

Krebsbehandlung

Telefonnummer 1-800-813-4673

" Als du geboren wurdest du geweint und die Welt freute . Lebe dein Leben so , dass , wenn man stirbt die Welt schreit und Sie sich freuen. " Old Cherokee Ausdruck .

Papa, Vater , Pa, Papa, alle Wörter , die Sie sofort sicher fühlen , warm, glücklich, schön und beliebt zu machen. Mein Vater, mein Freund , mein Held , mein Vertrauen , meine Lehrerin , Bernie Leudeman war ein Mann ohne Reue . Er liebte , die er verloren , und er lebte.

Wenn ich an meinen Vater , der Frank Sinatra -Song " My Way ". Kommt mind.My Vater war leidenschaftlich über das Leben. Er war ein harter Arbeiter , treuer Freund , liebevoller Vater und liebevoller Ehemann . Er liebte Garten genau wie seine Mutter. Er liebte Tiere wie St. Franziskus. Er liebte schnelle Autos, CB-Funkgeräte , Fisch-, und Musik.

Dad trug viele Hüte . Er begann seine berufliche Laufbahn verkauft Brezeln mit seinem Vater im Madison Square Garden. Wurde ein stolzer Unternehmer und schließlich von Pilgrim State Hospital auf Long Island , New York in den frühen 1990er Jahren im Ruhestand.

Papa und Mama traf bei einem Blind Date . Sie heirateten am August 22,1970 in einer schönen Zeremonie.

Papa und Mama hatten zwei Kinder , mein Bruder und ich

Dad war den Spitznamen "The Bull ", weil er ein starker Mann war Umreifung . Er hatte eine dröhnende Stimme , blaue Augen und blondes Haar. Er wurde am 25. Oktober l942 in Brooklyn , New York geboren und starb 27. September 2006 , ein weiteres Opfer von Krebs.

Tod meines Vaters war unzeitgemäß , schockierend , und die schmerzhaftesten für meine Familie. Nachdem meine Eltern im Ruhestand zog meine Familie von New York bis Georgia. Dad immer geliebt, Cowboys, Western, und Cowboy- Musik so bewegt , um den tiefen Süden war ein Traum für ihn.

Kapitel 10.

"Es spielt keine Rolle, die euch lieben, wo du liebst, warum Sie zu lieben, wenn man liebt , oder wie Sie lieben , es ist nur wichtig , dass Sie lieben. " John Lennon.

Meine Eltern kauften ein charmantes 3 Schlafzimmer, 2 Badezimmer Land Ranch mit einem großen Garten in einer schönen kleinen Stadt im Süden . Sie wurde schnell angenommen Südländer . Dad liebte die Arbeit in seinem Blumengarten , spielt mit seinem Labor in den Hinterhof , und sitzt auf seiner Veranda Musik hören. Papa war das Bild der perfekten Gesundheit.

Im Sommer 2006 mein Mann und ich ein Familientreffen geplant . Es war meine Eltern 36 Hochzeitstag kommen und meine jüngere Nichten Geburtstag, der besondere Tag teilten sie .

Meine Schwiegereltern , Nichten und mein Bruder flog aus New York für das große Ereignis . Die Familie verbrachte die Woche Ausflüge in die Sehenswürdigkeiten rund um Atlanta und nur eine wundervolle Zeit zusammen.

Am Tag der Jahrestag meiner Eltern und meine Nichten Geburtstag hatten wir eine lustige Feier. Wir tanzten , lachten , aßen und sang in meinem Haus . Es war eine glückliche Zeit für uns alle.

Als die Woche zu Ende waren wir traurig zu sehen, der Rest unserer Familie zu gehen , aber wir wussten, dass wir sie bald wieder zu sehen . Auf dem Heimweg vom Fallen unsere Gäste am Flughafen mein Vater, der Fahr wurde gestartet, um von Schulterschmerzen klagen .

Er dachte, es sei Arthritis. Papa ging nach Hause und ausgeruht.

Am nächsten Tag mein Mann und ich ging zur Arbeit. Als ich zu Hause ankam, gab es eine Nachricht auf meinem Anrufbeantworter von meiner Mutter . "Papa kann seinen Arm oder Bein nicht bewegen, ich denke, dass er einen Schlaganfall. Hatte " , sagte Mama . Mein Mann und ich fuhren nach Hause zu meinen Eltern.

Wir haben versucht, meinen Vater davon zu überzeugen, ins Krankenhaus zu gehen .

Dad weigerte , nur reinigen Sie sie .

Später in der Nacht mein Vater bekam viel schlimmer. Er konnte nicht mehr gehen und war wirklich schlecht mit Kopfschmerzen . Wir nannten 911.At Krankenhaus die Ärzte liefen alle Arten von Tests an

Papa. Ich werde nie den Moment vergessen, der Arzt kam in das Zimmer meines Vater und sagte meiner Mutter , Ehemann und Vater hatte ich, dass Hirnkrebs , und es gab nichts, was sie tun konnte. Alles gestoppt. Ich erinnere mich, zu hören Schreie und ich wusste nicht einmal, dass die Schreie wurden von mir. Ich erinnere mich, mein Mann fast ohnmächtig und meine Mutter sich weiß wie ein Gespenst . Dann habe ich daran erinnern, Papa den Felsen unserer Familie. Ich erinnere mich an die genauen Worte , sagte er zum Arzt.

"Wie lange habe ich? ", Fragte er zuerst.

Der junge Arzt sah me.My Mann schlang seine Arme fest um mich herum. "Vielleicht in der Woche. ", Sagte der junge Arzt. "Ich will nach Hause zu gehen , um zu sterben " , sagte Papa zu Mama .

Später in der Nacht mein Bruder flog zurück nach Georgia. Ich erinnere mich, wie am Boden zerstört er war. Wir saßen schweigend , da wir fuhren zurück zum Haus meiner Eltern zu warten, Hospiz , um für meinen Vater im Wohnzimmer einrichten ein Krankenhausbett . Ich erinnere mich mein Bruder und ich konnte nicht , einander anzusehen , aus Angst wir könnten brach in Tränen aus. Wir konnten nicht gegenseitig zu trösten , es waren einfach keine Worte, um zu sagen.

Am folgenden Tag mein Vater nach Hause kam , um das Hospiz -Bett. Ich fiel einfach auseinander.

Mama, mein Bruder und mein Mann blieb stark .

Mein Vater machte uns klar, seine letzten Wünsche . Er erzählte uns alles, was er zu sagen brauchte . Es gab keine Worte unausgesprochen zwischen uns , keine Tränen unshed , keine Entschuldigungen nicht given.We hatte sowohl ein katholischer Priester und ein methodistischer Priester die letzte Ölung zu geben dad .

Eine Woche auf den Tag, mein Vater wurde mit Hirntumor diagnostiziert , starb er.

Wir waren nicht vorbereitet auf diese finanziell und emotional . Wenn Vater starb wir gewusst hätten , dass er wollte eine katholische Messe zu haben, weil er ein streng katholisch und er wollte auch bei der Beerdigung Masse vorhanden meinem Pastor . Gemeinsam haben die katholische und die methodistische Pfarrer vorgeformte eine rührende Gedenkmesse zu meines Vaters Seele zu Gott zurück zu senden.

Dad wurde in New York neben seinen Eltern begraben.

Nach Vater starb Ich fühlte mich verloren, verraten und sehr einsam. Ich war mental nicht bereit, meinen Vater zu verlieren. Ich hatte eine wirklich harte Zeit, über seinen Tod.

Apropos mein Vater geholfen. Gehen an Orte, die wir verwendet, um zusammen geholfen. Mit einem Bild von ihm auf dem Armaturenbrett meines Autos geholfen.

Die wichtigste Lektion, die ich vom Tod meines Vaters gelernt habe, ist , dass Sie in Ihrer Trauer sind nie allein. Auch wenn ich allein gefühlt gab es Leute gibt, um zu helfen.

Jeder geht durch die Trauer anders . Niemand hat das Recht , Ihnen zu sagen , um Trauer zu stoppen. Es ist mir egal , wenn es dort einen Tag oder zehn Jahren , seit Sie Ihre Liebsten verloren. Es gibt keine feste Zeit, die normal oder nicht normal, für Ihre Liebsten trauern.

Es ist das gleiche , wenn bestimmt worden sind . Jeder reagiert anders auf ihre Diagnosen und das ist normal. Eine weitere Lektion, die ich vom Tod meines Vaters gelernt habe, ist , egal wie viel Schmerzen, die Sie im Leben wird weitergehen. Sie werden einen Weg zu gehen, auf zu finden.

Es gibt sieben Phasen der Trauer . Sie sind wie folgt ;

1 . Schock

2 . Leugnung

3 . Handeln

4 . Schuld

5 . Zorn

6 . Depression

7 . Akzeptanz.

Was können Sie tun , wenn Sie einen geliebten Menschen verloren haben ?

Hier sind einige Vorschläge , um den Heilungsprozess zu starten.

1 . Schlafen Sie ausreichend .

2 . Übung .

3 . Stellen Sie sicher, Sie essen.

4 . Vermeiden Sie Alkohol und Drogen .

5 . Schließen Sie sich einer Selbsthilfegruppe .

Es ist in dieser schwierigen Zeit , die Sie schlafen sehr wichtig. Wenn Sie aufwachen Gefühl erschöpft Ihre Meinung in nicht in der Lage , Ihnen zu helfen zu heilen. Sie finden sich mehr reizbar, deprimiert und empfindlicher. Schlaf hilft zu entspannen und den Geist zu heilen .

Übung . Während dieser Zeit konnte Übung der Schlüssel zur Heilung sein . Es löst Stress und Anspannung. Es wird Ihnen helfen, Ihre Schmerzen zu vergessen.

Ich weiß, dass es schwierig sein kann für Sie jetzt zu essen, aber Ihr Körper braucht Nahrung . Trauer verbraucht eine enorme Menge an Energie. Ohne Nahrung Ihr Körper wird heruntergekommen und sehr schwach.

Vermeiden Sie Alkohol und Drogen . Es kann Ihnen helfen , Ihre Schmerzen für eine Weile vergessen, aber die harte kalte Wahrheit ist, es wird nicht Ihre Liebsten zurück zu holen. Zerstören die eigene Gesundheit wird nur Ihr Leiden hinzuzufügen.

Schließen Sie sich einer Selbsthilfegruppe . Es ist keine Schande zuzugeben, deinen Schmerz. Die Menschen werden Ihre Schmerzen zu verstehen, weil sie durch sie zu gehen .

Im Folgenden sind einige Beispiele, wie man einen geliebten Menschen zu ehren.

1 . Pflanzen Sie einen Blumengarten. Zu jedem Geburtstag oder Jubiläum Pflanze eine Blume in Erinnerung an Ihre Liebsten.

2 . Sammeln Sie lustige Geschichten , Erinnerungen oder Fotos f rom andere Familienmitglieder , Freunde und Kollegen von Ihrem geliebten und machen ein spezielles Sammelalbum ehren , was sie an euch alle gedacht.

3 . Beiseite einen besonderen Platz und Zeit, um für Ihre Liebsten jeden Tag sprechen. Sie sind in Ihrem Herzen und immer sein wird.

4 . Spenden Sie für Ihre Liebsten bevorzugte Wohltätigkeitsorganisation .

5 . Halten Sie nicht Ihren Lieben feiern Geburtstag , Jahrestag oder besondere Tage, die ihnen etwas bedeutet . Ihre Lieben sind ein Teil dessen, wer Sie sind und sollten jeden Tag gefeiert werden.

Als meine Familie, Lieben und ich durch diese Reise gehen zusammen fanden wir , dass die Musik wirklich geholfen, uns auf die Tage, die wir entmutigt fühlte . Das folgende ist eine Liste der Songs, die ich zusammen , um gute Laune . Das waren Lieder meine Lieben verwendet, wie sie zur Behandlung gehen , Songs, die wir verwendet, uns Trost und Frieden zu geben und unsere Schutzengel herbeizurufen.

1 . " A Wonderful World" von Louie Armstrong.

2 . " Irgendwo über dem Regenbogen " von Judy Garland .

3 . "Es ist ein schöner Tag " von U2

4 . "Es ist mein Leben" von Bon Jovi .

5 . " True Colors " von Cindy Lauper .

6 . "Sie ist ein Weg" von Billy Joel bekam .

7 . "Ehrlich " von Stryper .

8; "Freunde " von Michael W. Smith

9 . "Ich werde von Gloria Gaynor zu überleben ."

10 . "Frieden im Tal " von Elvis .

11 . "Du bist so schön" von Joe Cocker .

12 . "Ist kein Berg hoch genug" von Diana Ross .

13 . "Walking on sunshine " von Katrina und den Wellen .

14 . "Ich bin zu sexy " von Right Said Fred .

15 . "Circle of Life" von Elton John .

Ich dachte, es wäre interessant, wenn ich auf dieses Buch aufgenommen einige meiner Lieben Lieblingsrezepte .

Schokoladen- Dip Erdbeeren.

Ein Beutel Halbbitter- Schokolade-Chips .

Ein Pint Erdbeeren, gewaschen.

Legen Sie Schokolade-Chips in einem Medium Medaille Schüssel über einen Topf mit kochendem Wasser. Rühren, bis geschmolzen. Dip Erdbeeren abkühlen lassen. Für eine Stunde.

Huhn und Cole Slaw wickeln.

Man kann von klobigen weißen Hühnerfleisch.

Eine Tasse Krautsalat .

Man kann zerquetscht von Ananas .

Zwei Mehl Tostitos .

In einer kleinen Rührschüssel hinzufügen Huhn, Cole Slaw und Ananas. Umrühren, Deckel und refirgete für mindestens 25 Minuten. Nach oben mit einer Mischung dienen jedes Torilla . Genießen .

Nudeln und bellen Hunde.

Ein Paket von Hot Dogs .

Eine Box mit Muscheln.

Ein Pfund geriebene amerikanischen Käse.

Salz und Pfeffer.

Zwei Dosen s Tomatensauce .

Kochen Hot Dogs in kochendes Wasser für zehn Minuten.

In einem separaten kochendem Wasser kochen , bis sie weich Schalen . Schneiden Hot Dogs. In einem großen Tablett legte eine Dose Tomatensauce auf dem Boden der Schale . Kombinieren Hot Dogs Käse, Salz und Pfeffer, und Muscheln in einem Fach. Setzen zweite Dose Tomatensauce an der Spitze. Backen bei 400 Grad für 45 Minuten.

Während meiner Lieben Kampf mit dem Tier beteten wir eine Menge. Die folgenden sind Schriften , die uns die meiste Kraft , Mut und Trost , während wir in unserem Tal waren .

Kapitel 11

" Welches ist Christus in euch, die Hoffnung der Herrlichkeit. "

Kolosser 1.27

. " Er wird in sechs liefern die Probleme , ja es wird in sieben bösen Touch dir wissen " Job 5: 19

" Mein Fleisch und mein Herz vergehen , aber Gott ist die Stärke meines Herzens und mein Teil ." Psalm 73:26

"Denn der Herr sprach zu dem Haus Israel seek mich ja so werdet ihr leben . " Amos 5.04

. " Denn durch die Gnade seid ihr durch den Glauben und nicht von sich selbst gespeichert ist ein Geschenk Gottes " Epheser 2: 8

" Sei getrost und er wird dein Herz stärken alle, die in dem Herrn zu hoffen. " Psalm 31:24

"Obwohl so wird dein Gebet zu ihm machen, und er wird dich hören. " Job 22.27

"Ich will euch wiedersehen , und euer Herz soll sich freuen und eure Freude wird niemand stehlen. " John 16.22

Psalm 18.28 " Denn du wirst meine Kerze anzuzünden, der Herr, Gott , macht meine Finsternis erleuchten. "

" Doch wenn ein Mensch leiden, wie ein Christ soll er sich nicht schämen , sondern ehre Gott in seinem Namen . " Peter 4.16

"Denn ich wieder gesund zu euch und ich werde euch und deine Wunden heilen, spricht der Herr . " Jeremiah 30:17

"Fürchte dich nicht . " Kings 06.16

Bevor ich schließe dieses Buch habe ich noch eine Sache möchte ich diskutieren. Das ist , wie man eine Pflegeperson zu danken. Hier ist eine Liste von Vorschlägen , wie die Ärzte, Krankenschwestern, home health Helfer , Seelsorger und Therapeuten danken.

1 . Erwähnen Betreuer Namen in einem Erntedank- Segen.

2, Geben Sie der Pflegeperson einen Tag mit Bezahlung.

3, schicken die Betreuer ein kleines Geschenk , und dies in einer Anmerkung , warum sie so eine besondere Bezugsperson sind .

4 . Senden Sie Lebensmittel an die Einrichtung, in der die Pflegeperson arbeitet .

5 . Machen Sie eine Spende in der Betreuer -Namen.

6, einfach danke sagen .

"Krebs kann nicht "

Krebs kann nicht Krüppel Liebe.

Es kann Hoffnung nicht zerbrechen .

Es kann Glauben nicht korrodieren .

Es kann nicht fressen Hoffnung.

Es kann nicht zerstören Vertrauen .

Es kann nicht die Freundschaft zu töten.

Es kann nicht verblassen Erinnerungen .

Es kann nicht die Seele dringen .

Es kann nicht das ewige Leben zu reduzieren.

Es kann nicht dein inneres Licht zu löschen.

Es kann nicht stehlen, Ihren Geist.

Es kann nicht Lektion die Macht der Götter Heilung .

Krebs kann dich stärker machen .

Es kann Sie jeden Sonnenuntergang zu schätzen .

Es kann Sie beten.

Es kann Sie an Wunder glauben.

Es kann Sie sich selbst mit den Augen Gottes zu sehen.

Mein Tages Tagebuch. Verwenden Sie diese Schrift , Gebete , Gefühle oder Gedanken niederzuschreiben.

1 . Ich bin schön, weil .

2 . Ich kann Krebs, weil schlagen.

3 . Mein Kampf gegen den Krebs wird andere, weil zu helfen.

4 . Schriften, die mich zu ermutigen sind .

5 . Mein Kampf gegen den Krebs Song ist .

6 . Die Gründe, die ich nicht aufgeben werden .

7 . Ich hoffe, da haben .

8 . Mein Gebet ist .

9 . Lektionen, die ich gelernt von Krebs sind .

10 . Eine Botschaft, die ich will meiner Familie erzählen.

11 . Meine letzte Wünsche sind .

12 . Meine Lieblingssongs sind .

13 . Was ich will, dass die Welt über mich wissen ist .

14 . Dinge, die mir Frieden geben.